BEI GRIN MACHT SICH IHR WISSEN BEZAHLT

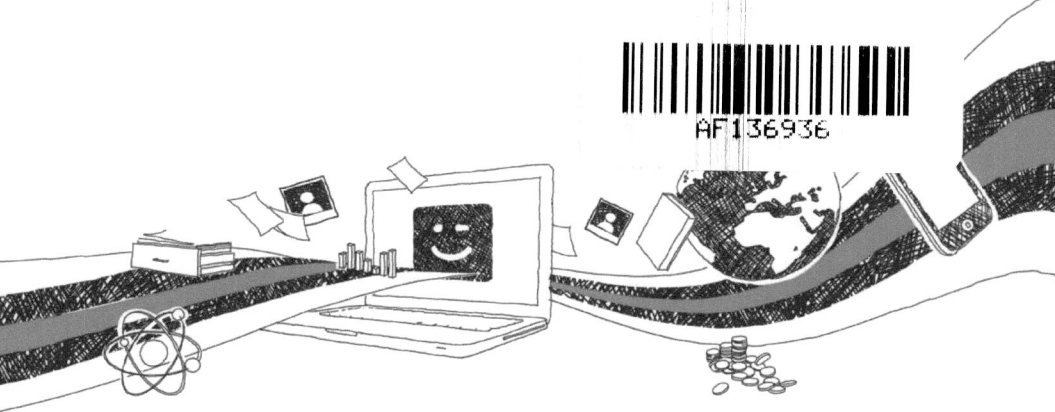

AF136936

- Wir veröffentlichen Ihre Hausarbeit,
  Bachelor- und Masterarbeit

- Ihr eigenes eBook und Buch -
  weltweit in allen wichtigen Shops

- Verdienen Sie an jedem Verkauf

Jetzt bei www.GRIN.com hochladen und kostenlos publizieren

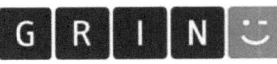

Osteuropäische Care-MigrantInnen in der häuslichen Altenpflege. Herausforderungen der Versorgungslücke

Ana Rudolphi

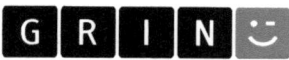

Bibliografische Information der Deutschen Nationalbibliothek:

Die Deutsche Nationalbibliothek verzeichnet diese Publikation in der Deutschen Nationalbibliografie; detaillierte bibliografische Daten sind im Internet über http://dnb.d-nb.de abrufbar.

ISBN: 9783346387684
Dieses Buch ist auch als E-Book erhältlich.

Alice Salomon Hochschule Berlin
University of Applied Sciences

Aktuelle Herausforderungen in der häuslichen Altenpflege

Überbrückung der Versorgungslücke durch osteuropäische Care-Migrant*innen

Studiengang:	Bachelor-Studiengang Gesundheits- und Pflegemanagement
Modul:	G 1400 Wissenschaftliches Arbeiten
Art der Arbeit:	Hausarbeit
Semester:	1. Semester, Sommersemester 2019
Studierende*r:	Ana Rudolphi
Abgabedatum:	16.08.2019

Zusammenfassung

Der demografische Wandel in Deutschland lässt deutlich höhere Zahlen älterer und besonders hochbetagter Menschen, die Zuhause gepflegt werden wollen, erwarten. Erfahrungsgemäß wird diese Gruppe immer mehr Unterstützung und Pflege benötigen. Gleichzeitig wird die Gesamtbevölkerung abnehmen, also auch die Zahl der Pflegekräfte. Die personelle Versorgungslücke zwischen der Verfügbarkeit von Pflegekräften und dem Bedarf stellt unser Gesundheitssystem schon jetzt vor sehr große Herausforderungen und diese Lücke wird dramatisch weiterwachsen. Für Deutschland ist dieses Thema daher von brisanter Wichtigkeit.

Seit der Erweiterung der Europäischen Union um die Länder Osteuropas und die sich daraus ergebende Arbeitnehmerfreizügigkeit finden immer mehr Care-Migrant*innen, die meisten kommen aus Polen, in deutschen Haushalten einen Arbeitsplatz. Hier unterstützen sie Angehörige und ambulante Pflegedienste bei häuslichen Tätigkeiten sowie bei der Betreuung und Pflege alter Menschen. Nach Schätzungen ist inzwischen die Anzahl von Care-Migrant*innen in deutschen Haushalten derart angewachsen, so dass man von einer dritten Säule in der häuslichen Altenpflege sprechen kann, ohne dass die Care-Migrant*innen adäquat öffentlich oder politisch wahrgenommen werden. Allerdings können sie für die erwartete personelle Versorgungslücke keine alleinige Lösung darstellen, sondern nur eine, wenn auch enorme, Entlastung bieten. Inwieweit diese Lücke überbrückt werden kann, ist nicht eindeutig zu beantworten, da es einerseits nur Schätzungen und keine quantitativen Erhebungen über die Anzahl der Care-Migrant*innen in Deutschland gibt und andererseits nicht alle deutschen Haushalte in der Lage sind, die privaten Kosten für eine Care-Migrant*in zu tragen.

In dieser Arbeit wird auf die häusliche Pflegesituation von pflegebedürftigen alten Menschen durch Angehörige, ambulante Pflegedienste und Care-Migranten*innen eingegangen. Außerdem wird die Lebenssituation der Care-Migrant*innen, die nicht immer einfach und fair ist, beschrieben.

Abbildungsverzeichnis

Tabellenverzeichnis

1 Einleitung

Unser Pflegesystem befindet sich auf Grund der demografischen und sozialen Entwicklung vor großen Herausforderungen. Vorhersagen über den demografischen Wandel lassen ein immer höheres Lebensalter erwarten. Einerseits besteht daher die Chance auf ein langes Leben und andererseits ergibt sich dadurch ein erhöhtes Risiko pflegebedürftig zu werden. (vgl. Böning, Steffen 2014, S. 7). Daher wird die schon bestehende Versorgungslücke durch die Diskrepanz zwischen der Verfügbarkeit und dem Bedarf von Pflegekräften weiter erheblich wachsen. Zurzeit werden mehr als 3 Millionen Pflegebedürftige zu Hause durch Angehörige und auch durch ambulante Pflegedienste betreut (vgl. Bundesministerium für Gesundheit (BGM) 2019, S. 3) und/oder häufig von Arbeitsmigrant*innen aus Osteuropa mitversorgt.

Durch die hohe Zahl geschätzter 400.000 Ostmigrant*innen kann man davon ausgehen, dass bezahlte Care-Arbeit neben der Pflege durch Angehörige ur dritten Säule in der häuslichen Versorgung wird. (vgl. Deutscher Gewerkschaftsbund (DGB) 2018, S. 1)

In diesem Zusammenhang wird hier der Frage nachgegangen, inwiefern durch Care-Migrant*innen aus Osteuropa die personelle Versorgungslücke in der häuslichen Altenpflege geschlossen werden kann und wie sich die besondere Lebenssituation der Care Migrant*innen in den deutschen Haushalten und in ihren Heimatländern darstellt.

Aufgrund der vorgegebenen strukturellen Rahmenbedingungen dieser Arbeit wird auf die folgenden wichtigen Themen nicht eingegangen: Die Kosten durch die sogenannten 24-Stunden-Arbeitskräfte für die Pflegebedürftigen bzw. ihre Familien, die brisante Rolle der Vermittlungsagenturen, der Vergleich mit anderen westlichen Industrieländern, die Care-Migration aus Ländern außerhalb der EU, die drängenden sozialen und ökonomischen Folgen in den Entsendeländern sowie Globale Care Chains und Care Drain.

2 Methode

Für die Sammlung der für diese Hausarbeit wichtigsten Daten und Informationen wurde eine Literaturrecherche durchgeführt. Diese Methode ist sinnvoll und völlig ausreichend, weil es hier darum geht, einen Einblick in dieses Thema zu bieten. Um einen Überblick über das Thema Care-Migration in deutschen Haushalten zu erzielen, wurde als erstes in der Datenbank OPAC der Bibliothek der Alice Salomon Hochschule unter dem Schlagwort

„Care Migration" gesucht. 35 Treffer wurden erzielt, wobei davon zwei Bücher ausgewählt wurden. Des Weiteren wurde in den Internet-Suchmaschinen Google und Google Scholar nach aktuellen Zeitungsartikeln und Studien gesucht, Schlagwörter waren „Care Migration", „Care Migration Poland" und „Versorgungslücke im Gesundheitssystem". Um genaue und wichtige Zahlen zu finden, wurde auch auf den Internetseiten des Statistischen Bundesamts, des Bundesgesundheitsministeriums und -innenministeriums recherchiert. Reine englische Fachartikel wurden zu diesem Thema nicht gefunden.

3   Demografischer Wandel und Versorgungslücke

Was hat der demografische Wandel, also die Abnahme der Zahl der Jüngeren und die Zunahme bei den Älteren, mit der Versorgungslücke, also die Lücke zwischen dem vermutlichen Angebot und dem Bedarf an Pflegefachkräften (vgl. Bertelsmann Stiftung 2012), zu tun? Die Erwerbsbevölkerung wird voraussichtlich von aktuell 51,8 Millionen bis 2035 um 4 bis 6 Millionen schrumpfen und der weitere Alterungsprozess trotz Nettozuwanderung nach Deutschland und geringfügig gestiegener Geburtenrate sich nicht aufhalten lassen (vgl. Statistisches Bundesamt 2019 a). Die Bevölkerungsvorausberechnung zeigt eine deutliche Abnahme der Bevölkerung, besonders bei den Jüngeren, was auch eine Abnahme der Pflegekräfte impliziert. Bei den 20- bis 67-jährigen fällt die Zahl von 51,8 Millionen im Jahr 2020 auf 48,4 Millionen 2030 und dann auf 44,8 Millionen in 2040 (vgl. Statistisches Bundesamt 2019 b). Gleichzeitig steigt die Zahl der Hochbetagten ab 80 Jahre enorm, und zwar von 5,2 (2018) auf 6,2 Millionen (2022) (vgl. Statistisches Bundesamt 2019 a), deren Pflegebedürftigkeit mit 37,1 % angegeben wird (vgl. (BGM) 2019, S. 15) und damit sicherlich auch die Zahl aller Pflegebedürftigen in Deutschland von zurzeit schon 3,89 Millionen (vgl. BGM 2019, S. 1).

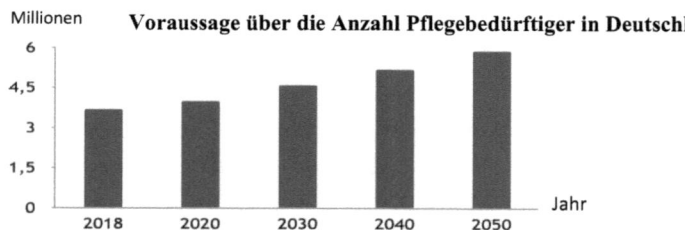

Abb. 1: Voraussage über die Anzahl Pflegebedürftiger in Deutschland. In Anlehnung an Bundesgesundheitsministerium auf Basis der Geschäftsstatistik der Pflegekassen 2018, S. 15

Die Abbildung zeigt die Modellannahmen bei der Steigerung für Pflegebedürftige in Deutschland. Bis 2040 steigt die Zahl der Pflegebedürftigen auf ca. 5,2 Millionen Pflegebedürftige, bis 2050 sogar auf 5,9 Millionen. Wenn die Voraussagen über die Abnahme der jungen Bevölkerung eintreffen, wird es immer weniger Pflegekräfte aus der eigenen Bevölkerung geben. (vgl. BGM 2019, S. 15)

Die Situation auf dem Arbeitsmarkt für Altenpflegefachkräfte sieht jetzt schon dramatisch aus: Auf 100 bei der Bundesagentur für Arbeit (BA) gemeldete Altenpflegestellen kommen nur 19 arbeitslose Fachkräfte (vgl. BA 2019, S. 13). Der Bedarf liegt – regional sehr unterschiedlich – bei rund einer halben Million Pflegekräfte bis 2030 (vgl. Bertelmann Stiftung 2012, S. 1). Hinzu kommt möglicherweise ein verändertes Fürsorge- und Pflegeverhalten in den Familien; einerseits leben durch die höhere Mobilität Kinder häufig nicht mehr an dem Ort der Eltern und andererseits sind die Anforderungen der Erwerbstätigkeit häufig nicht in Einklang zu bringen mit den Aufgaben der Pflege, beides verhindert häusliche Pflege. Auch wird die Zahl älterer Menschen ohne Familie, weil ohne Kinder, zunehmen. In der häuslichen Pflege werden daher mehr bezahlte Kräfte gebraucht oder die älteren Menschen drängen vermehrt „ins Heim", so dass auch dort eine größere Nachfrage nach Pflegekräften entsteht. (vgl. Bertelmann Stiftung 2012, S. 3 f.)

4   Häusliche Altenpflege

Laut einer repräsentativen Forsa-Umfrage im Auftrag der Techniker Krankenkasse haben 83 % der Menschen in Deutschland den Wunsch, so lange wie möglich im eigenen Haushalt zu bleiben (vgl. Techniker Krankenkasse 2018). Laut Statistischem Bundesamt gab es Ende 2017 17,7 Mill. Menschen ab 65 Jahre (vgl. Statistisches Bundesamt 2018 a). Der Bedarf an Hilfeleistungen durch Betreuungsdienstleister steigt durch die immer größere Zahl alter Menschen in Deutschland. Hauptsächlich werden die Leistungen nach Sozialgesetzbuch (SGB) XI von ambulanten Diensten erbracht. Die Situation älterer Menschen in Privathaushalten ist aber nicht allein durch die Pflegebedürftigkeit geprägt, sondern wesentlich durch den Unterstützungsbedarf im Haushalt. (vgl. Böning, Steffen 2014, S. 7)

Beim täglichen Bedarf wird zwischen haushalts- und personenbezogenen Dienstleistungen unterschieden. Für die Identifizierung des Hilfebedarfs wird nach vier Dienstleistungsmerkmalen gesichtet:

- Teilhabe: Die Verfügung von sozialen Kontakten ist wichtig, damit Alter kein Ausgrenzungskriterium ist. Besonders die Zunahme von Einpersonenhaushalten bedeutet einen immer höheren Bedarf an Angeboten älterer Menschen zur Kommunikation. Hierzu gehört auch die Teilnahme an kulturellen Veranstaltungen (Theater- und Kinobesuche, Spaziergänge, Besuch von Freunden und Angehörigen), um eine Isolation entgegen zu wirken. Viele alte Menschen sind allein zuhause und aufgrund von Krankheit und/oder fehlenden finanziellen Ressourcen nicht selbst in der Lage, für eigene soziale Kontakte zu sorgen.

- Haushaltsnahe Dienstleistungen: Zur Haushaltsführung gehört z.B. Wäschewaschen, Bügeln, Putzen, Zubereitung der Mahlzeiten und Einkäufe. Diese Dienstleistungstätigkeiten dienen dazu, die Aufrechterhaltung der eigenen Wohnung zu gewährleisten.

- Sicherheit und Hilfen: Beaufsichtigung, Betreuung und Tagesstrukturierung gehören hierzu. Besonders bei Menschen mit Demenz ist in diesem Bereich der Bedarf immens; viele Erkrankte benötigen rund um die Uhr Betreuung. Die Unterstützung bei der Körperpflege und Kleiderwechsel ist auch wesentlicher Teil dieses Bereiches.

- Behandlungspflege: Tätigkeiten, die eine ärztliche Verordnung benötigen bzw. Fachwissen erfordern, wie beispielsweise Medikamentengabe, Versorgung von Wunden, Injektionen und Infusionen, werden durch Pflegefachkräfte (Altenpfleger und/oder Gesundheits- und Krankenpfleger) durchgeführt.

(vgl. Isfort, 2012, S. 22 zit. in Böning, Steffen 2014, S. 7 f.)

Die Unterscheidung der verschiedenen Dienstleistungen macht deutlich, dass in der Pflege ausgebildetes Personal nicht immer zwingend erforderlich ist. Ist die Grund- und Fachpflege auf der Grundlage des SGB XI das Gebiet ambulanter Dienste, so werden gerade Teilhabe, unterstützende Hilfen und Haushalt bisher von Angehörigen oder anderen bezahlten Dienstleistern übernommen.

4.1   Häusliche Altenpflege durch pflegende Angehörige

In Deutschland waren im Dezember 2018 ca. 3,896 Millionen Menschen pflegebedürftig im Sinne des Sozialgesetzbuchs (SGB) XI. Gut drei Viertel aller Pflegebedürftigen (= 3,063 Millionen) wurde zu Hause versorgt. (vgl. BMG 2019, S. 1 ff.) Ca. 2/3 davon werden allein durch ihre Angehörigen versorgt. Rund 24 % wurden zusammen mit oder durch ambulante Pflegedienste gepflegt. (vgl. Statisches Bundesamt 2018 b)

Private Pflegearbeit wird überwiegend von Frauen geleistet (Partnerin, Tochter, Schwiegertochter). Ihre familiäre Verpflichtung ist weitaus stärker als bei Männern. Männer pflegen vor allem als Partner. Die Übernahme der privaten Pflege durch Frauen wird als selbstverständlich angesehen und gesellschaftlich vorausgesetzt und es fehlt an sozialer Anerkennung. Das Durchschnittsalter pflegender Frauen liegt zwischen 50 und 60 Jahren; sie sind also im erwerbsfähigen Alter. Die hohe Belastung der Erwerbsarbeit und die gleichzeitige Pflege eines Angehörigen lässt viele Frauen ihre Erwerbstätigkeit aufgeben oder reduzieren. Dadurch entsteht oft eine finanzielle Abhängigkeit vom Partner oder Staat. Die finanzielle Situation wird für viele Pflegende auf längere Zeit immer prekärer. Das eigene Einkommen ist reduziert und die Kosten für die Pflege steigen. Das Ergebnis ist: Arm durch Pflege. Zudem fühlen sich Pflegende häufig hoch oder sehr hoch belastet. (vgl. Böning, Steffen 2014, S. 11)

Gerade die Pflege von Menschen mit Demenz stellt eine große Herausforderung dar. Angehörige erleben die Pflege und Betreuung als besonders belastend. Die Beziehung zu den kranken Angehörigen wird aufgrund der Persönlichkeitsveränderung der Menschen als ein schmerzhaftes Erlebnis empfunden. Auch persönliche Beschränkungen, wie die Aufgabe von Freizeit und beruflicher Entfaltung, werden hingenommen. Bei pflegenden Angehörigen, die in dem gleichen Haushalt mit der pflegebedürftige Person leben, ist eine höhere Belastung gegeben (es entwickelt sich häufig ein immer stärkeres aggressives Verhalten der pflegenden gegenüber der kranken Person) als bei denen, die in getrennten Haushalten leben. (vgl. Zank, Schacke 2007, S. 142 ff. zit. in Ignatzi 2014, S. 41)

4.2   Altenpflege durch ambulante Pflegedienste

Laut Statistischem Bundesamt gab es Ende des Jahres 2017 in Deutschland 14.050 ambulante Pflegedienste (vgl. BGM 2019, S. 11) mit 390.000 Erwerbstätigen (vgl. BGM 2019, S. 12). Die meisten werden privat; ca. 40 % werden in freier gemeinnütziger Trägerschaft (Diakonie, Caritas, etc.) geführt und nur ganz wenige von öffentlichen Trägern. Die Mehrzahl sind Klein- und Kleinstbetriebe. (vgl. Böning, Steffen 2014, S. 9)

Die Berechnung der Kosten für die Pflege durch einen ambulanten Pflegedienst ist relativ kompliziert. Die Kosten hängen von zwei verschiedenen Faktoren ab. Der erste

Faktor ist der Leistungskatalog, der mit Hilfe eines Punktesystems die Leistungen der ambulanten Pflegedienste bewertet. Jedes Bundesland hat einen eigenen Leistungskatalog und somit andere Preise. Der andere Faktor ist der Punktwert, also wie viel ein Punkt aus dem System in € wert ist. Den Punktwert handelt jeder Pflegedienst individuell mit der zuständigen Pflegekasse vertraglich aus. So unterscheiden sich nicht nur die Punktesysteme von Bundesland zu Bundesland, sondern auch die Preise eines jeden Pflegedienstes. Die Kosten der Pflege für die Pflegedienste werden über die Qualifikation der Beschäftigten gesteuert. (vgl. Böning, Steffen 2014, S. 9 f.)

Es gibt aber auch eine Vielzahl an Qualifikationen, die unterhalb der landesrechtlichen Regelung liegen. Es gibt hierfür keinen formell anerkannten Abschluss. Diese Qualifikationen werden z.T. Arbeitssuchenden als Integrationsmaßnahme für den Arbeitsmarkt angeboten und über Arbeitsagenturen finanziert. Zum Beispiel Pflegeassistenz, Behindertenassistenz, Pflegehelfer oder Alltagsbegleiter. Es gibt vertragliche Regelungen zwischen ambulanten Pflegediensten und Pflegekassen, die solche Qualifikationen ohne formelle Abschlüsse fördern. Folge ist, dass Beschäftigte mit geringeren Fachqualifikationen zwar die Bedürfnisse Pflegebedürftiger erfüllen, aber zu geringeren Lohnkosten als Beschäftigte mit qualifizierter Berufsausbildung. Der Kostendruck führt damit zu schlechteren Arbeitsbedingungen, zu einer wachsenden Schwierigkeit, Mitarbeiter zu binden und neue Beschäftigte zu gewinnen. (vgl. Böning, Steffen 2014, S. 9)

4.3 Häusliche Altenpflege mit Unterstützung durch Ostmigrant*innen

Durch den steigenden Dienstleistungsbedarf älterer Menschen und fehlende Pflegefachkräfte in Deutschland kommen immer mehr osteuropäische Care-Migrant*innen in private Haushalte, die dadurch zu Arbeitsplätzen werden. Seit der EU-Osterweiterung und der Arbeitnehmerfreizügigkeit ist für alle Europäer das legale Arbeiten in ganz Europa möglich (vgl. Bundesinnenministerium 2019). Für das deutsche Pflegesystem bringen Care-Migrant*innen eine strukturelle Entlastung in der häuslichen Versorgung! Sie sichern in Familien, die es sich leisten können, als Ersatzperson den Hilfebedarf während der Abwesenheit eines Familienmitglieds. (vgl. Böning, Steffen 2014, S. 8) Eine Expertenschätzung für Care-Migrant*innen in Deutschland liegt bei 100.000 bis 200.000 beschäftigter Osteuropäer*innen (vgl. Emonds 2016, S. 201). Es gibt neuere Schätzungen von sogar 300.000 bis zu 500.000 Care-Migrant*innen (vgl. Jensen 2018). So wird in der Versorgung alter

Menschen im Haushalt von drei Säulen gesprochen, die die Struktur der Versorgung darstellen.

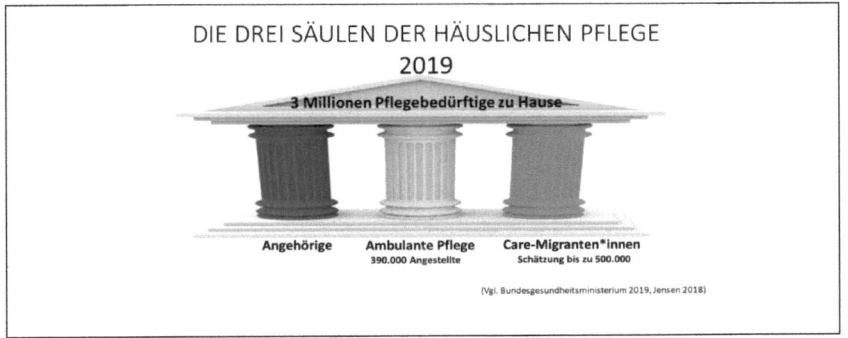

Abb. 2: Die drei Säulen der häuslichen Pflege 2019
Quelle: Eigene Darstellung

Diese hohen Zahlen der Beschäftigung von osteuropäischen Care-Migrant*innen in Deutschland sind jedoch bisher ein ‚Blinder Fleck' im Pflegesystem sowie im Beschäftigungssystem. (vgl. Böning, Steffen 2014, S. 8)

Die Defizite in der häuslichen Altenpflege, notwendige Dienstleistungen und entsprechende Dienstleister zur Verfügung zu stellen, sind ein großes gesellschaftliches Problem. Dieses wichtige Thema findet trotzdem wenig Beachtung in der Öffentlichkeit. Bei einer kleinen Anfrage der Fraktion DIE LINKE an den Präsidenten des Deutschen Bundestag nach der Zahl sogenannter Live-in Pflegekräfte (sie leben im Haushalt der Pflegebedürftigen, sind meist Frauen und stammen aus Osteuropa, die Mehrheit aus Polen) in Deutschland, lautet die Antwort, es lägen keine Erkenntnisse über Agenturen zur Vermittlung von 24-Stunden-Pflegekräften vor (vgl. Deutscher Bundestag 2019).

Osteuropäische Migrant*innen werden häufig durch Vermittlungsagenturen nach Deutschland in Privathaushalten vermittelt und schließen Arbeitsverträge einerseits als Pflegekräfte und andererseits als Haushaltshilfen, wobei die aufgegebenen Tätigkeiten aber oft über die Hauswirtschaft hinausgehen. Diese Personen werden unter den gleichen Beschäftigungsbedingungen tätig und bezahlt. (vgl. Böning, Steffen 2014, S. 8) Oft werden sie auch nach Entsendegesetz von einem osteuropäischen Unternehmen, bei dem sie angestellt und versichert sind, nach Deutschland entsandt und auch von diesem Entsendeunternehmen bezahlt; die deutsche Familie zahlt dann an das Entsendeunternehmen. Die dritte Variante ist die Selbständigkeit der Pflege- oder Hilfskraft, d.h., sie schließt einen Dienstleistungsvertrag und schreibt selbst eine Rechnung an den Pflegebedürftigen. In den aller-meisten Fällen wird es sich hierbei jedoch um eine Scheinselbständigkeit handeln, da sie weisungsgebunden arbeitet, was sie als abhängig Beschäftigte ausweist. Diese unechte Art der Selbständigkeit ist daher illegal. (vgl. Steffen 2011, S. 11 ff.)

Im Bereich der 24-Stunden-Betreuung zu Hause entwickelt sich ein besonderer Arbeitsmarkt für Migranten*innen, die in der Regel drei Monate zwischen Heimatland und Arbeitsplatz hin- und herpendeln. (vgl. Böning, Steffen 2014, S. 12) Schon die Bezeichnung als sogenannte 24-Stunden-Pflegekräfte belegt, dass hier etwas mit den geltenden Arbeitszeitvorschriften unvereinbar ist. Der Deutscher Gewerkschaftsbund gibt im Rahmen des Projekts ‚Faire Mobilität' an, dass sich der Einsatz osteuropäischer Frauen (und manchmal auch Männer) in deutschen Haushalten mit pflegebedürftigen Menschen immer weiter ausbreitet. Zuverlässige Zahlen gäbe es nicht. In der Regel arbeiteten diese Menschen als sogenannte Live-Ins ohne Zeitlimit und garantierte Freizeit, weil sie mit den Pflegebedürftigen unter einem Dach leben und sich kaum abgrenzen können. Es muss kein Beteiligter mit staatlichen Kontrollen rechnen – und auf dem Papier erscheinen die Verträge meist gesetzeskonform. Osteuropäische Migrant*innen haben oft viele Probleme mit den Pflegebedürftigen, deren Angehörigen und den Vermittlungsagenturen. Oft sind unzureichende Sprachkenntnisse der Grund dafür. Nicht selten werden sie unter falschen Angaben von den Vermittlungsagenturen nach Deutschland gelockt und erfahren erst hinterher, wie es in der Realität aussieht, wenn sie ihre Arbeit aufgenommen haben. Es wird berichtet, dass sie wegen ihrer Armut in ihrer Heimat und der Entfernung von Zuhause ausgenutzt werden (vgl. DGB 2018, S. 1 f.)

Bei verschiedenen durchgeführten Interviews mit Ostmigranten*innen aus Polen geben diese an, dass sie sowohl in Deutschland als auch im Heimatland Polen mit negativen, aber auch positiven Folgen ihrer Tätigkeit konfrontiert sind. Die Erfahrungen sind sehr individuell und von den einzelnen Lebenssituationen, Lebenseinstellungen und der Art und dem Ort der Beschäftigung in Deutschland abhängig. (vgl. Ignatzi 2014, S. 372 ff.)

Folgende Tabelle gibt einen Überblick über die Erfahrungen der befragten Ostmigrant*innen:

Tab. 1: Lebenssituation der Ostmigrant*innen

Lebenssituation der Ostmigrant*innen	
Negative Aspekte	**Positive Aspekte**
Keine intensive Teilnahme am Leben von eigenen Kindern und Enkelkindern, z.b. Kindergarten, Schulfeste, Familienfeste wie Taufe, Geburtstage, Kommunion	Angemessene Bezahlung
Kein intensiver Kontakt zu Freunden, keine Möglichkeit der Unterstützung und Zuwendung in Lebenskrisen	Bessere Wohn- und Lebensverhältnisse, Möglichkeit von Renovierungsmaßnahme im Herkunftsland
Scheitern von Ehen durch räumliche Trennung und Verlust von Vertrauen	Finanzielle Sicherheit und damit mehr Selbstbewusstsein, mehr Anerkennung
Sozialer Rückzug durch Entfremdung von der Heimat	Mehr Bildung, z.b. deutsche Sprache
Heimweh durch Trennung von den Angehörigen	Intensivierung von Beziehungen durch die Trennung, neue Beziehungen entstehen
Anfälligkeit für Krankheit und Isolation	Gute Sozialabsicherung
Hohe physische und psychische Belastung und Verzicht auf persönliche Bedürfnisse durch Bereitschaft rund um die Uhr	Befriedigung der Grundbedürfnisse durch besseres Einkommen
Begünstigung von Lebenskrisen durch das Pendeln, z.b. Suchterkrankungen	Vernetzung mit anderen Personen, die die gleiche Arbeit machen, dadurch mehr Identität und ein Stück Heimat
Keine Anerkennung der Berufsausbildung aus Polen in Deutschland	Neue Erfahrungen und Perspektiven

Quelle: eigene Darstellung in Anlehnung an Ignatzi 2014, S. 359 ff.

Eine gravierende soziale Folge der Migration betrifft z.B. Kinder, die als ‚Eurowaisen' in Familien mit mindestens einem im Ausland lebenden Familienmitglied aufwachsen. Sie haben oft schlechte Schulleistungen und es kommt in der Folge zu Schulabbrüchen und frühem Alkoholkonsum. (vgl. Surdej 2012, S. 74)

5 Diskussion

Fakt ist, dass durch den demografischen Wandel eine wachsende Diskrepanz zwischen Verfügbarkeit und Bedarf an Pflegekräften existiert. Um genau festzustellen, inwieweit Care-Migrant*innen die Versorgungslücke in der häuslichen Altenpflege im Gesundheitssystem schließen können, müssten genaue Zahlen dazu dokumentiert werden, was zurzeit – aufgrund der Vernachlässigung durch die Politik – noch nicht geschehen ist. Die Politik hat sich bisher zu wenig mit dem Thema häuslicher Pflege durch Migrant*innen beschäftigt oder zumindest nicht ausreichend.

Die wirtschaftliche Situation der osteuropäischen Länder ist ein entscheidendes Kriterium für die Auswanderung der Menschen nach Deutschland. Sollte sich die ökonomische Lage in den ärmeren Ländern verbessern, werden immer weniger Menschen ihre Heimat verlassen und Care-Arbeit im Ausland suchen. Die Arbeitskräfte, die ihr Land verlassen, fehlen für die Pflege im eigenen Land. Profitieren können reiche Industrieländer wie Deutschland, da ihre personellen Lücken bei der Care-Arbeit eher geschlossen werden, weil die höheren Einkommen einen sehr starken Anreiz bieten.

Da die meisten Menschen in Deutschland Zuhause alt werden wollen, sollte dieser Bereich der häuslichen Pflege am stärksten finanziell unterstützt werden, so dass pflegende Angehörige eher bereit und in der Lage wären, ihre pflegebedürftigen Angehörigen zu pflegen und keine finanziellen Nachteile befürchten müssten. Die ambulanten Pflegedienste müssen besser organisiert und unterstützt werden, so dass sie auch mehr Pflegepersonal ausbilden und gewinnen können. Die Gehälter und die Arbeitsbedingungen der Pflegekräfte müssen verbessert werden, um den Beruf attraktiver zu machen. Die Pflege muss den Menschen grundsätzlich mehr wert sein und damit die Bereitschaft steigen, dafür mehr zu zahlen. Dies könnte realisierbar sein, wenn die Beiträge der Pflegeversicherung deutlich erhöht würden. Diese politische Entscheidung muss aber noch gefällt werden und wird erst nach einer größeren öffentlichen politischen Auseinandersetzung erfolgen können. Es muss mehr Geld für eine gute Pflege und in das Betreuungssystem investiert werden, um gut qualifizierte Arbeitskräfte zu bekommen. Dies würde dazu führen, dass die Anerkennung der Pflegeberufe in der Gesellschaft grösser wird und damit auch die Bereitschaft steigen wird, mehr Geld dafür auszugeben.

Grundsätzlich gilt das Prinzip ambulanter vor stationärer Pflege. Der Einsatz von Care-Migrant*innen ist aus der Sicht der Pflegebedürftigen und ihrer Familien folgerichtig. Als

Versorgungsmodell für alle kann dies aber nicht funktionieren, da nicht alle Familien den notwendigen finanziellen Rückhalt haben, denn die Care-Migrant*innen müssen größtenteils privat bezahlt werden.

Die Probleme und Herausforderungen im Gesundheitssystem sind das Schicksal der osteuropäischen Care-Migrant*innen in Deutschland. Die Politik sollte Wege finden, um eine bessere Kontrolle in privaten Haushalten zu gewährleisten und damit die Anzahl der illegalen Beschäftigungen zu reduzieren sowie die Arbeitsbedingungen der Hilfskräfte aus Osteuropa zu verbessern. Außerdem sollten die Ausbildungen und Abschlüsse der Migranten* innen in Deutschland anerkannt werden. So wären eine bessere Bezahlung und Anerkennung der Pflegekräfte aus Osteuropa gewährleistet. Sprachkurse sollen finanziert und als Voraussetzung für die Arbeitsaufnahme gelten, damit die Verständigung zwischen dem Pflegebedürftigen und der Care-Migrant*in erleichtert wird und somit auch ihre Akzeptanz.

Positiv und wichtig zu betrachten ist es, dass beide Seiten von der aktuellen Situation in Deutschland profitieren. Auf der einen Seite verfügen die Pflegebedürftigen und deren Angehörige über eine Entlastung bei der Betreuung und die Arbeitsmigrant*innen über eine deutliche bessere Bezahlung als in ihrem Herkunftsland.

Um eine bessere Pflege und Betreuung alter Menschen im privaten Haushalt zu gewährleisten, müssen Maßnahmen in den Bereichen Fort- und Weiterbildung gefordert werden, es müssen Standardauflagen/Voraussetzungen entwickelt werden, um die Qualität der Pflege zu verbessern. Kontrollen sollten auch in der häuslichen Pflege regelmäßig stattfinden. Dies wäre meiner Meinung nach möglich, wenn die Ostmigrant*innen offiziell von den ambulanten Pflegediensten eingestellt werden würden. Damit wäre auch die soziale Absicherung der ausländischen Arbeitskräfte gesichert sowie die Verhinderung der Ausbeutung durch unseriöse Vermittlungsagenturen. Die Politik muss sich einmischen und die Gesetzgebung ändern, denn es ist ein soziales Thema, das uns alle betrifft.

Die Finanzierung der Leistungen von unterstützenden haushalts- und personalbezogenen Dienstleistungen wird nur bedingt von Pflegeversicherungen und anderen Sozialversicherungen getragen. Daher müssen sie von Angehörigen und/oder Pflegebedürftigen selbst organisiert und zusätzlich finanziert werden. Da pflegebedürftige Menschen zu Hause in der Regel von Familienmitgliedern versorgt werden, entsteht das Problem, dass Angehörige (meist Frauen) ihre Arbeitszeit reduzieren müssen und somit weniger eigenes Einkommen erhalten, was die Gefahr von Armut im eigenen Alter impliziert. Der Versorgungsgrad durch osteuropäische Migrant*innen steigt in Familien mit oberen und mittleren Einkommen.

Das bisherige Standardmodell im Gesundheitssystem der häuslichen Pflege in Deutschland (Drei-Säulen-Modell) muss hinterfragt werden und sich neuen Herausforderungen stellen. Strukturreformen in der Organisation der Care-Arbeit in Privathaushalten müssen dringend gefunden und eingebunden werden. Die Pflegeversicherungen sollten durch höhere Beiträge in der Lage sein, für alle notwendigen Kosten aufkommen zu können, die eine gute und professionelle Pflege und Betreuung pflegebedürftiger Menschen sichern.

6   Fazit und Ausblick

Die Effekte des demographischen Wandels, also die deutliche Zunahme der Älteren und damit der Anstieg der Pflegebedürftigen neben der Abnahme der Jüngeren stellen eine enorme Diskrepanz zwischen Verfügbarkeit und Bedarf an Pflegekräften dar. Den Anforderungen von ineinandergreifenden Dienstleistungen können die ambulanten Dienstleister aufgrund von „Leistungspaketen" der Pflegeversicherungen kaum nachkommen. Es entsteht ein steigender Bedarf an Dienstleistungen für Haushalt und Grundpflege. Es ist folgerichtig, dass Arbeitskräfte aus dem Ausland in deutschen Haushalten einen Arbeitsplatz finden können.

Inwieweit die personelle Versorgungslücke in der häuslichen Altenpflege in unserem Gesundheitssystem durch Care-Migrant*innen geschlossen werden kann, ist zurzeit nicht eindeutig zu beantworten, da alle Zahlen nur auf Schätzungen beruhen. Jedoch bilden die Care-Migrant*innen für die häusliche Versorgung eine enorme Entlastung bzw. Ergänzung. Mit den Angeboten wie Alltagshilfen stellen sie inzwischen die dritte Säule der Versorgung. Neben pflegenden Angehörigen und ambulanten Pflegediensten unterstützen sie die Wohlhabenderen in den Bereichen Teilhabe, Sicherheit und Hilfen bei der Betreuung alter Menschen. Es ist zu hoffen, dass es in baldiger Zukunft zu o.g. Strukturveränderungen in der häuslichen Pflege kommen wird, um die Versorgungslücke zu schließen.

Literaturverzeichnis

Böning, M., Steffen, M. (2014): Migrantinnen aus Osteuropa in Privathaushalten – Problem-
stellung und politische Herausforderung. Online verfügbar unter:
https://gesundheit-soziales-hessen.verdi.de/++file++5374a0796f6844065400076a/downloa
d/Migrantinnen%20in%20Privathaushalten%20FINAL.pdf. ver.di Bundesvorstand. Berlin,
Zugriff: 26.06.2019

Bertelmann Stiftung (2012): Pflegereport 2030 (Themenblatt).
Online verfügbar unter:
https://www.bertelsmann-stiftung.de/fileadmin/files/Projekte/44_Pflege_vor_Ort/DL_The
menblatt_Pflegereport_2030.pdf, Zugriff: 29.06.2019

Bundesagentur für Arbeit (BA) (2019): Blickpunkt Arbeitsmarkt - Arbeitsmarktsituation im
Pflegebereich. Online verfügbar unter: https://statistik.arbeitsagentur.de/Statischer-
Content/Arbeitsmarktberichte/Berufe/generische-Publikationen/Altenpflege.pdf.
Bundesagentur für Arbeit. Nürnberg, Zugriff: 24.06.2019

Bundesgesundheitsministerium (BGM) (2019): Zahlen und Fakten zur Pflegeversicherung.
Online verfügbar unter:
https://www.bundesgesundheitsministerium.de/fileadmin/Dateien/Downloads/Statistiken/P
flegeversicherung/Zahlen_und_Fakten/Zahlen-u-Fakten-zur-Pflegeversicherung_2019.pdf.
Bundesgesundheitsministerium. Bonn, Zugriff: 25.06.2019

Bundesinnenministerium (2019): Einreise und Aufenthalt von EU-Bürgern (EU-Freizügigkeit).
Online verfügbar unter:
https://www.bmi.bund.de/DE/themen/migration/aufenthaltsrecht/freizuegigkeit-eu-
buerger/freizuegigkeit-eu-buerger-node.html. Bundesinnenministerium. Berlin, Zugriff:
01.08.2019

Deutscher Bundestag (2019): Drucksache 19/6792. Antwort der Bundesregierung auf die Kleine
Anfrage der Abgeordneten Pia Zimmermann, Susanne Ferschl, Matthias W. Birkwald und
weiterer Abgeordneter und der Fraktion DIE LINKE. Drucksache 19/6392.
Arbeitsbedingungen von im Haushalt lebenden Pflegekräften. Berlin. Online verfügbar unter: https://kleineanfragen.de/bundestag/19/6792, Zugriff: 25.06.2019

Deutscher Gewerkschaftsbund (DGB) (2018): In der Grauzone – Häusliche Pflege durch Ar-
beitsmigrantinnen. Online verfügbar unter:
https://www.faire-mobilitaet.de/faelle/++co++d2241d9e-134a-11e9-8132-52540088cada,
Zugriff: 01.08.2019

Emonds, B. (2016): Menschenunwürdige Pflegearbeit in deutschen Privathaushalten. Bd. 57 (2016): Sozialethik der Pflege und Pflegepolitik in Jahrbuch für Christliche Sozialwissenschaften. (Uni Münster, Hrsg.) Münster. Online verfügbar unter: https://www.uni-muenster.de/Ejournals/index.php/jcsw/article/view/1767, Zugriff: 23.06.2019

Statistisches Bundesamt (Destatis) (2018 a): Pressemitteilung Nr. 370 vom 27. September 2018. Online verfügbar unter: https://www.destatis.de/DE/Presse/Pressemitteilungen/2018/09/PD18_370_12411.html, Zugriff: 01.08.2019

Statistisches Bundesamt (Destatis) (2018 b): Pflegestatistik - Pflege im Rahmen der Pflegeversicherung Deutschlandergebnisse - 2017. Online verfügbar unter: https://www.destatis.de/DE/Themen/Gesellschaft-Umwelt/Gesundheit/Pflege/Publikatione n/Downloads-Pflege/pflege-deutschlandergebnisse-5224001179004.pdf?__blob=publicatio nFile&v=5, Statistisches Bundesamt. Wiesbaden, Zugriff: 29.06.2019

Statistisches Bundesamt (Destatis) (2019 a): Pressemitteilung vom 27. Juni 2019 – 242/19. Online verfügbar unter: https://www.destatis.de/DE/Presse/Pressekonferenzen/2019/Bevoelkerung/pm-bevoelkerung.pdf?__blob=publicationFile&v=3, Zugriff: 29.06.2019

Statistisches Bundesamt (Destatis) (2019 b): Bevölkerung nach Altersgruppen bis 2060. Online verfügbar unter: https://www.destatis.de/DE/Themen/Gesellschaft-Umwelt/Bevoelkerung/Bevoelkerungsvorausberechnung/_inhalt.html#sprg233978, Zugriff: 29.06.2019

Steffen, M. (2011): Grauer Pflegemarkt und Beschäftigung ausländischer Pflegehilfskräfte. Online verfügbar unter: https://www.epsu.org/sites/default/files/article/files/ver.di-Broschure-Grauer-Arbeitsmarkt-2011.pdf, Zugriff: 01.08.2019

Surdej, A. (2012): Soziale Folgen von Migration: Der Fall Polen. In: Hitzemann, A., Schirilla, N., Waldhausen, A. (Hrsg): Pflege und Migration in Europa. Transnationale Perspektiven aus der Praxis. Freiburg im Breisgau: Lambertus-Verlag, S. 73-74

Techniker Krankenkasse (2018): Pressemitteilung. Umfrage: 86 Prozent würden nahen Angehörigen pflegen. Online verfügbar unter: https://www.tk.de/presse/themen/pflege/meinungspuls-pflege-2043542, Techniker Krankenkasse. Hamburg, Zugriff: 15.06.2019

Zank, S., Schacke, C. (2007): Abschlussbericht der Phase 2 der Längsschnittstudie zur Angehörigenbelastung durch die Pflege demenziell Erkrankter (LEANDER). Bundesministerium für Familie, Senioren, Frauen und Jugend. Online verfügbar unter: http://www.uni-siegen.de/fb2/zank/daten/abschlussbericht-leander_phase1.pdf, Zugriff: 10.11.2012, zit. in: Ignatzi, H. (2014): Häusliche Altenpflege zwischen Legalität und Illegalität dargestellt am Beispiel polnischer Arbeitskräfte in deutschen Haushalten. Berlin: LIT VERLAG Dr. W. Hopf

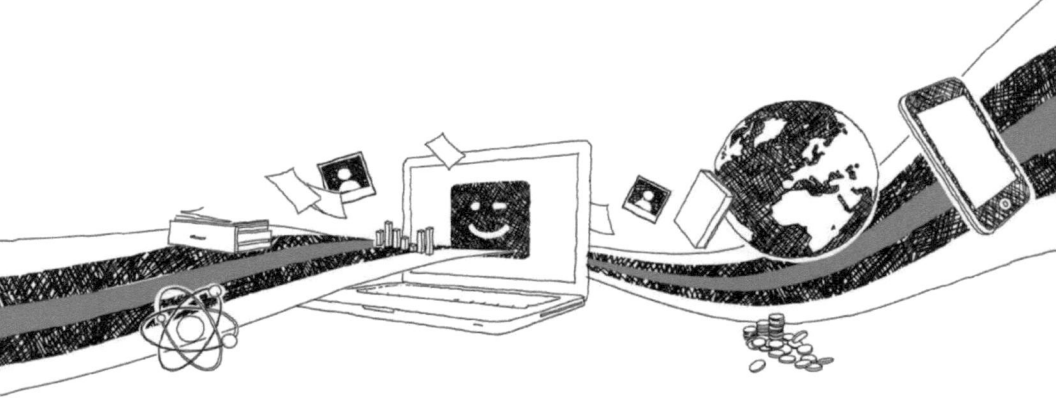